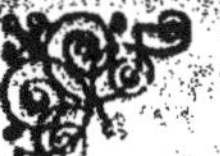

DE LA

BIÈRE JOUBARBÉE

ET DE

SON EMPLOI *UNIQUE* DANS LE TRAITEMENT

DE

L'ANGINE COUENNEUSE

COMME MÉDICAMENT *SPÉCIALEMENT CURATIF*

PAR

Le Docteur L. DUVAL

Médecin de la Faculté de médecine de Paris.

Tuto, citò et jucundè.
(HIPPOCRATE.)

PARIS

TYPOGRAPHIE WALDER, RUE BONAPARTE, 44

1872

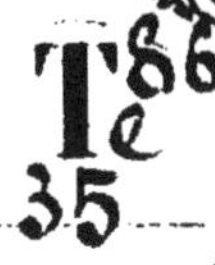

DE LA

BIÈRE JOUBARBÉE

DE LA

BIÈRE JOUBARBÉE

ET DE

SON EMPLOI *UNIQUE* DANS LE TRAITEMENT

DE

L'ANGINE COUENNEUSE

COMME MÉDICAMENT SPÉCIALEMENT *CURATIF.*

Tutò, citò et jucundè.
(HIPPOCRATE.)

Contre l'Angine couenneuse, depuis dix-huit ans, j'emploie la décoction de *Sedum acre* dans la bière : les succès constants et nombreux que j'en ai obtenus m'autorisent à publier cet opuscule, afin de propager un remède inconnu, simple dans sa préparation, facile dans son mode d'administration, prompt dans ses résultats.

Parmi les maladies qui tombent sur l'humanité, l'une des plus graves est, sans contredit, l'Angine couenneuse; grave par sa marche rapide, grave par sa terminaison souvent fatale. Aussi, je suis heureux de pouvoir aujourd'hui faire connaître un nouveau traitement, débarrassé de toute complication fatigante pour le malade et qui m'a toujours réussi, toujours je l'affirme, lorsque j'ai pu l'appliquer en temps opportun, c'est-à-dire avant l'invasion du mal dans l'entrée des voies respiratoires.

En 1854, je fus appelé rue de Buci, n° 27, pour donner mes soins à M. Dinspel, alors âgé de 29 ans. Je le trouvai atteint d'une Angine couenneuse extrêmement grave : les fausses membranes couvraient l'arrière-gorge, les amygdales, le voile du palais et ses piliers; enveloppaient la luette, tapissaient les trois quarts postérieurs des parois de la bouche.

Ce luxe de végétation s'était développé en douze heures, du soir au lendemain matin : la déglutition était très-pénible, la respiration gênée, le facies anxieux; le pouls donnait 120 pulsations.

Les renseignements m'apprirent que cet état avait été précédé pendant trois jours d'un simple malaise caractérisé par un peu de courbature, par de la gêne dans la déglutition et par un léger gonflement sous-maxillaire de chaque côté.

Je débutai par un vomitif :

Tartre stibié. . . . . . 0,05 centigrammes.
Poudre d'ipeca . . . . . . 2 grammes.

que je fis prendre dans un verre d'eau chaude. Il détermina quelques vomissements bilieux, mais sans apporter le moindre soulagement du côté de la gorge.

Je donnai le bicarbonate de soude en potion, je badigeonnai toutes les parties malades avec un collutoire au borax; j'employai les gargarismes à l'alun, au chlorate de potasse.

Mais, dans un cas aussi compliqué, ces divers moyens étaient tout à fait impuissants; aussi, deux fois par jour, je cautérisai avec la solution de nitrate d'argent cristallisé. Chaque opération causait un véritable déblai des produits morbides; une amélioration sensible s'en suivait; la déglutition, la respiration devenaient plus faciles, mais quelques heures après les fausses membranes détruites étaient remplacées par de nouvelles.

Pendant trois jours de ce traitement douloureux, au milieu d'alternatives incessantes de mieux, de pis, d'espoir, de crainte, les forces du malade s'épuisaient, et son état général faisait pressentir une fin assez prochaine.

Dans ces conditions, que faire? Continuer dans la même voie de traitement, c'était me réduire à attendre le moment fatal : je dus chercher dans le souvenir du passé, interroger l'expérience des vieux praticiens, essayer du nouveau, ne pas craindre de quitter la routine du jour.

Borrichius, Gunner ont guéri fréquemment des cas de scorbut avec le Sedum acre, bouilli dans du vin, de la bière ou du lait : ces divers gargarismes étaient d'excellents topiques qui modifiaient très-rapidement l'état de la bouche.

Un médecin suédois, nommé Bulow, se servait de bière dans laquelle il faisait bouillir cette plante pour panser les ulcérations et le gonflement des gencives des scorbutiques. Il cite de nombreuses guérisons obtenues par ce remède bien simple, qu'il employait sous forme de collutoire en y ajoutant du miel rosat.

Je n'émets nullement l'opinion que le scorbut et l'Angine couenneuse soient deux états morbides identiques; mais si la bière de Bulow a rendu d'utiles services aux scorbutiques, si elle a réprimé des gonflements fongueux, si elle a détergé des ulcérations saignantes des gencives, pourquoi ne se montrerait-elle pas favorable dans la maladie que j'ai à combattre : telle est la question que je me posai tout naturellement, et, plein d'espoir, je me hâtai de faire préparer une décoction ainsi formulée :

Sedum acre frais, 4 poignées.
Faire bouillir dans
4 livres de bière jusqu'à réduction de moitié.

Je m'arrête ici :

Que ces lignes soient pour M. Paul Blondeau, pharmacien : je le remercie bien cordialement du concours qu'il m'a prêté dans cette circonstance si urgente. Par son zèle empressé à me fournir dans un bref délai une préparation toute nouvelle et dont il a dû se procurer avec difficulté la plante inusitée, il a certainement contribué à mon premier succès.

Qui peut dire les conséquences d'un retard de deux heures !

Ayant renoncé à tous les médicaments précédents, j'employai *uniquement* cette décoction ; voici comment je procédai.

J'ordonnai à mon malade de se gargariser toutes les demi-heures, avec un demi verre ordinaire, c'est-à-dire quatre à cinq fois de suite environ ; mais je ne tardai pas à remarquer que ce moyen était insuffisant : la gorgée de gargarisme ne se répandant que sur les fausses membranes de la bouche, des amygdales, du voile du palais, laissait à sec toutes celles de l'arrière-gorge et du commencement de l'œsophage, les plus dangereuses.

Alors, pas d'hésitation!

Après chaque séance de gargarisme, je fis boire, très-lentement, le contenu d'un petit verre à bordeaux de la même préparation. Je n'ignorais pas la propriété vomitive et très-irritante de la plante que j'expérimentais, aussi j'en surveillai l'action avec l'attention la plus minutieuse.

Au bout d'une heure, aussitôt après le troisième verre, un premier vomissement *sans efforts* lança dans la cuvette huit à dix lambeaux de fausses membranes. Les verres suivants déterminèrent de nouveaux vomissements entrainant avec eux de véritables paquets de fausses membranes : n'étant pas renouvelées comme précédemment, elles devinrent de plus en plus rares.

Douze heures après le début de ce nouveau traitement, la bouche, le voile du palais, les amygdales, l'arrière-gorge étaient entièrement nettoyés; la déglutition s'exécutait facilement, la respiration était libre, l'aspect du facies était excellent, le pouls bon.

Mon cher malade, en pleine convalescence, se sentait renaître et réclamait avec instance de la nourriture.

Je venais donc de mettre la main sur un médicament d'une action thérapeutique très-remarquable, action à laquelle je ne pouvais cependant accorder ma confiance avant d'avoir recueilli de nouvelles observations de guérison. Dix-huit années d'expériences et d'études, les succès de plus de cent cinquante cas très-graves, tous traités *uniquement* par ce même médicament et tous guéris, suffisent pour me permettre de le proclamer *spécialement curatif* de l'Angine couenneuse.

Le Sedum acre dont j'ai si souvent constaté les bons effets, qui était avantageusement employé dans diverses affections, il y a plus d'un siècle, est maintenant inusité. En reconnaissance des guérisons dont il m'a tant de fois réjoui, je tiens à le remettre en honneur.

Voici son histoire :

Le Sedum acre, dit petite joubarbe, est une des espèces du genre Sedum, appartenant à la famille des Crassulacées, de la Décandrie Pentagynie de Linné.

Vulgairement, il est désigné par les noms de : poivre de muraille, de vermiculaire brûlante, son nom de genre, Sedum, lui vient du latin Sedes (siége), parce que les tiges de cette plante réunies en un groupe sont comme assises sur le haut d'un mur en ruines, sur le sommet d'un toit.

Quelques savants ont pensé que le mot latin Sedans, *apaisant*, était l'étymologie de Sedum : je respecte cette opinion, mais je ne la partage pas. Le genre Sedum qui signifierait *apaisant*, et son espèce Acre qui signifie *irritant*, expriment deux propriétés formellement opposées l'une à l'autre : cela me paraît inadmissible.

Cette petite plante grasse croît et s'établit le plus ordinairement sur les vieux murs, qu'elle couvre de ses belles touffes; on la trouve le long des chemins pierreux, peu fréquentés ; dans les terrains abandonnés, sablonneux; elle s'installe sur les vieilles roches moussues, dont elle égaye la solitude. Chaque groupe représente une sorte de gazon sur lequel se dressent plusieurs centaines de tiges, deux, trois, quatre, cinq et plus; hautes de cinq à huit centimètres, molles, flexibles, minces comme la racine de chiendent, glabres, formant grosse touffe, garnies dans leurs deux tiers supérieurs de feuilles au nombre de huit à vingt. Ces feuilles sont petites, très-rapprochées les unes des autres, charnues, verdâtres, ayant un peu la forme d'un grain de blé noir, mais plus petites, disposées en tour de spirale de bas en haut; elles sont sans odeur et grasses au toucher.

La plante entière, mâchée, cause dans la bouche une première sensation d'amertume, bientôt âcre et brûlante, qui prend à la gorge et persiste; cette saveur, analogue à celle du poivre, se conserve également dans la plante desséchée, condition très-importante, comme nous le verrons bientôt.

Un bouquet de trois à huit petites fleurs d'un beau jaune d'or couronne le sommet de chaque tige pendant les mois de juin et de juillet.

L'analyse botanique de la fleur donne:

Un calice à cinq divisions.

Une corolle composée de cinq pétales.

Dix étamines.

Cinq styles.

Cinq capsules à une loge polysperme.

L'analyse chimique faite par Caventou nous apprend la composition de cette plante :

Une matière grasse.

De la chlorophylle.

Un principe âcre ayant à peu près l'aspect huileux de la bile contenue dans la vésicule du foie.

En pilant cette plante dans un mortier, on obtient un suc abondant, âcre, très-piquant, jouissant de propriétés émético-drastiques; appliqué sur la peau, il produit l'effet d'un sinapisme et développe une rubéfaction chaude et douloureuse.

Les expériences du professeur Orfila, *telles qu'elles ont été faites*, prouvent que ce suc est un poison très-irritant.

Dans son *Traité de toxicologie*, t. II, p. 128, on lit :

Action du Sedum acre sur l'économie animale.

« 1re *expérience*. — A huit heures du matin, on a introduit dans l'estomac d'un carlin assez robuste 135 grammes « du suc de cette plante, et on a lié l'œsophage; l'animal a « fait des efforts pour vomir au bout d'une demi-heure. Le « soir il était abattu et conservait le libre usage des sens et « du mouvement. Il est mort dans la nuit. La membrane « muqueuse de l'estomac était d'une couleur rouge de feu « dans la moitié qui avoisine le pylore; le canal intestinal « paraissait sain. Les poumons, d'une couleur rougeâtre, « étaient un peu plus durs que dans l'état normal.

« 2e *expérience*. — On a recommencé la même expérience à six heures du soir. Le lendemain à midi l'animal « était insensible et couché sur le côté; on pouvait l'agiter « en tous sens comme une masse inerte. Les pattes offraient « de légers mouvements convulsifs; les organes de la vue « et de l'ouïe ne jouissaient d'aucune sensibilité; il est mort

« à trois heures. Les phénomènes cadavériques ont été les « mêmes que dans l'expérience précédente. »

Le savant toxicologiste range le suc de Sedum acre dans la classe des poisons irritants; mais il conclut que la mort de ses deux chiens a dépendu surtout de la lésion consécutive du système nerveux.

Dans ces deux expériences, il est permis de penser que la ligature de l'œsophage est pour beaucoup dans la mort. En effet, sans cette ligature, par les efforts des vomissements, les deux victimes se seraient certainement débarrassées du poison, et, l'absorption délétère n'ayant pas eu lieu, le système nerveux serait demeuré indemne de toute lésion. L'action du suc expérimenté se serait donc bornée à enflammer plus ou moins la surface muqueuse de l'estomac.

En dehors de ces expériences, ce suc avalé pur ne doit donc être considéré que comme un poison simplement irritant; du reste, il n'a jamais été employé pur comme médicament, mais largement étendu de bière, de vin ou de lait.

Voyons comment et dans quelles maladies nos prédécesseurs ont fait usage du Sedum acre.

Nous avons déjà vu son emploi avantageux dans les affections scorbutiques.

Linné nous apprend que dans certaines contrées de la Suède les habitants traitent leurs fièvres intermittentes avec la décoction de cette plante dans la bière : une poignée pour deux livres qu'ils font bouillir jusqu'à réduction de moitié et qu'ils boivent par tasses une heure avant le moment prévu de l'accès. Une seule préparation suffirait, paraît-il, pour couper la fièvre (voir Linné, page 180, *West-gôta rara*).

En Saxe, Laubender, médecin du Wurzen, en 1804, dans les *Annales de médecine* d'Altembourg, publia le premier deux observations de malades atteints d'épilepsie et soumis à l'usage du Sedum acre.

Depuis, d'autres médecins, Ischorn, Peters, Fauverges, Godier, ont publié également plusieurs cas de la même maladie traités de la même manière, c'est-à-dire avec la plante seule réduite en poudre.

Sauf quelques différences dans les doses, ils faisaient prendre à leurs malades environs 10 grains de ce remède par jour, et cela pendant plusieurs mois. Afin de combattre les coliques causées par cette poudre prise seule, ils l'associaient avec de la poudre de sucre, de gomme, et quelquefois d'amidon par parties égales.

Quels résultats ont-ils obtenu d'un traitement aussi simple?

Plusieurs guérisons radicales.

Dans les cas moins heureux, une diminution sensible dans la fréquence des accès devenus en même temps moins intenses.

Rarement l'inefficacité complète.

Le docteur Esquirol est le seul qui ait employé ce remède sans le moindre avantage. Pendant deux à trois mois, il a donné à dix épileptiques 6 grammes de poudre de Sedum acre par jour. En comparant cette forte dose de 6 grammes sans succès aux doses de 10 grains suivies de succès plus ou moins marqués, n'est-il pas permis de se demander si la poudre employée ne provenait pas de plantes mal préparées ou trop passées.

Pour favoriser l'expulsion des graviers, Blegny a recommandé, dans les douleurs de la colique néphrétique, l'eau distillée de Sedum acre associée au suc de citron.

Il y a plus d'un siècle, à Nancy, le docteur Marquet pansait les plaies cancéreuses, les vieux ulcères, les plaies sanieuses, blafardes, avec cette plante fraîche pilée et réduite en bouillie; il obtenait des guérisons.

Ainsi, la petite joubarbe qui autrefois a été employée avec succès dans le scorbut, dans les fièvres intermittentes, dans l'épilepsie, dans le pansement des plaies chroniques, des plaies de mauvaise nature, aujourd'hui, en France, est abandonnée, à peine connue. Son passé thérapeutique est cependant assez intéressant pour encourager les médecins à faire de nouvelles expériences.

Toute vulgaire qu'elle est, cette plante a droit de reprendre rang parmi les végétaux utiles à l'homme malade, et pour cela son présent, que je me propose d'établir, est à lui seul plus que suffisant.

Dans mes premières pages, j'ai annoncé la spécialité curative du Sedum Acre dans l'Angine couenneuse; j'ai dit comment et dans quelles circonstances j'avais eu l'heureuse inspiration d'essayer sa décoction dans la bière, décoction que je désigne sous le nom de Bière Joubarbée; je viens de signaler le remède, je vais maintenant exposer le tableau de la maladie qu'il guérit.

DE

L'ANGINE COUENNEUSE

ANGINE

A POUR ÉTYMOLOGIE

le verbe grec Αγχειν suffoquer ; — le verbe latin *Angere*, suffoquer, étrangler.

On distingue deux grandes classes d'Angines.

Celles à déglutition plus ou moins douloureuse et dont l'inflammation occupe le commencement des voies digestives.

Celles à respiration plus ou moins gênée et dont l'inflammation occupe le commencement des voies respiratoires.

Chacune de ces classes se divise en plusieurs espèces.

L'Angine couenneuse est une des espèces de la première classe, la plus grave. Elle était connue, quoique incomplétement, dès la plus haute antiquité ; elle a porté plusieurs dénominations.

Arétée de Cappadoce lui avait donné le nom d'*Ulcère syriaque.* Depuis son époque bien reculée, puisqu'il vivait sous l'Empereur Néron, jusqu'au temps de Bretonneau. on l'appelait :

ANGINE PUTRIDE.

ANGINE PESTILENTIELLE.

ANGINE MALIGNE.

ANGINE SUFFOCANTE. etc., etc.

C'est l'ANGINE DIPHTÉRITIQUE du célèbre médecin de Tours.

Nous l'appelons généralement avec Guersant :

ANGINE COUENNEUSE

OU

PSEUDO-MEMBRANEUSE.

L'Epithète COUENNEUSE exprime assez bien les couennes plus ou moins molles, sortes de

grec. français.
ψευδο — *fausses membranes.*

blanc-jaunâtres qui tapissent l'arrière-gorge et ses environs.

L'Angine couenneuse est définie : L'inflamation des amygdales, du voile du palais et de ses piliers, de la luette et du pharynx, compliquée de la présence caractéristique de productions morbides plus ou moins étendues, plus ou moins épaisses, molles, jaunâtres, qui couvrent ces mêmes parties. La douleur de la déglutition, ou étranglement, est généralement moins prononcée que dans les autres espèces d'Angines.

Cette maladie sévit surtout sur les enfants ; cependant

elle n'est pas rare chez les adultes; j'ai eu occasion de soigner un grand nombre de ces derniers ; exceptionnellement elle attaque les vieillards.

Que dire de l'influence du sexe? Les auteurs ne se prononcent guère à cet égard. J'ai traité beaucoup plus d'Angineux du sexe masculin; mais pour avoir une opinion bien arrêtée, il faudrait de nombreuses observations de statistique.

Sans pouvoir l'affirmer, je suis disposé à considérer le tempérament lymphatique comme étant plus favorable que les autres au développement de cette affection : les trois quarts de mes malades étaient lymphatiques.

Les conditions atmosphériques les plus propices à l'irruption de l'Angine couenneuse sont le froid et la chaleur humides.

Plusieurs passages d'épidémies ont décimé des villes, des quartiers, des établissements publics, et alors sans distinction d'âge, de sexe, de tempérament.

Dans ces cas, l'Angine couenneuse vient souvent compliquer d'autres maladies en s'imposant comme cachet morbide du jour; on dirait qu'elle aime à s'adjoindre à la rougeole, plus particulièrement. Le plus souvent elle est sporadique; dans quelques pays, elle est endémique : à Tours, par exemple, et dans les environs. C'est là que Bretonneau l'a si bien étudiée. Avec lui, je crois à sa contagion.

Que de personnes traitant, soignant, visitant des malades, atteints de cette affection en ont été victimes.

Qu'il me soit permis de rappeler seulement un souvenir qui m'est bien pénible : M. le docteur Gilet, très distingué médecin des hôpitaux que j'ai eu l'honneur d'avoir pour maître à Beaujon, est mort d'une Angine couenneuse gagnée en accompagnant en voiture un jeune angineux.

Il serait facile de citer des maisons entières vidées par les effets de la contagion, un membre d'une famille ayant communiqué son mal à tous les autres membres.

La prédisposition de certaines familles à contracter cette maladie en dehors de tout contact, de toute communication et en temps ordinaire, est un fait d'observation assez remarquable.

On sait que l'impératrice Joséphine succomba à une Angine couenneuse; sa fille Hortense de Beauharnais subit dans sa vie plusieurs fois cette maladie et un fils de cette dernière mourut du croup (Angine de la 2e classe).

Il paraît que le duc de Leuchtemberg, fils d'Eugène Beauharnais et mari de la reine de Portugal, est mort également d'une Angine couenneuse.

Pour ma part, en écrivant ces lignes, je me souviens d'avoir soigné trois membres d'une famille qui m'est bien chère, atteints d'Angines couenneuses très-graves, et guéris.

Un aïeul en 1854.

Deux cousins, ses deux petits-fils, âgés de 7 ans et de 14 ans :

Le premier en 1855.

Le deuxième en 1858.

On rapporte la coïncidence de membres d'une même famille atteints en même temps de la maladie qui nous occupe, quoique éloignés par de grandes distances et sans la moindre communication, en dehors de toute constitution épidémique.

Le début de l'Angine couenneuse ressemble assez ordinairement à un simple malaise et n'a rien qui puisse faire croire aux malades que leur vie sera bientôt gravement menacée.

Une légère courbature, peu ou point de fièvre, déglutition modérément douloureuse avec gonflement des ganglions cervico sous-maxillaires, un peu de rougeur pointillée vers l'isthme du gosier : tel est le traître prélude d'une maladie souvent mortelle.

La scène va bientôt changer d'aspect : après deux, trois à quatre jours la voix s'altère, devient un peu rauque, un peu nasonée, la déglutition est plus douloureuse, le gonflement des ganglions augmente, le pouls monte à 95 à 100 à 120 pulsations.

Alors, en examinant la gorge, on aperçoit disséminées çà et là, sur les amygdales, sur le voile du palais et ses piliers, autour de la luette, dans le fond du pharynx, sur les parois de la bouche, de simples taches, des plaques ayant la couleur jaunâtre et l'apparence molle de la crème épaissie : l'état couenneux est déclaré ; mais il ne va pas en rester là.

En six, huit, douze heures, deux à trois jours, plus ou moins, ces plaques s'élargissent de quelques centimètres, s'épaississent de quelques millimètres, en prenant des formes variées, irrégulières; et ainsi se rapprochant de plus en plus les unes des autres finissent le plus souvent par se toucher de manière à représenter de larges couches plus ou moins molles, plus ou moins consistantes, tapissant toutes les parties sur lesquelles elles ont commencé à n'apparaître que comme des points isolés.

Ces couches sont appelées par les auteurs :

Fausses membranes.

Tout en conservant cette dénomination, je leur donnerai également celles :

De champignons,

De couennes,

De végétations.

Ces diverses expressions me semblent donner une idée assez juste de l'aspect et de la marche de ces productions morbides.

A ce moment de la maladie, la strangulation est à son comble. Si la douleur de la déglutition n'est pas extrême et souvent beaucoup moins prononcée que dans l'Angine tonsillaire, il n'en est pas de même de la difficulté d'avaler : la gorge étant encombrée de champignons, la tisane est souvent rejetée en partie par le canal des fosses nasales.

La voix devient de plus en plus nasonée et l'on a beaucoup de mal à comprendre ce que veulent dire les malades, surtout si les couennes se développent dans les fosses nasales, complication assez fréquente qui occasionne une gène considérable de la respiration et qui impose aux malade un grand malaise en les obligeant à respirer la bouche ouverte.

Les ganglions sont plus douloureux et plus tuméfiés : ils prennent quelquefois le volume d'un gros œuf de poule ; le pouls plus fréquent atteint 130 à 140 pulsations.

Les pauvres malades sont plongés dans la prostration

la plus pénible : ils peuvent à peine parler; mais leur figure altérée, leurs yeux anxieux, disent assez et tout ce qu'ils souffrent et tout ce qu'ils redoutent : ils se sentent mourir.

La menace de mort est, en effet, imminente, et la maladie abandonnée à elle-même va bientôt se terminer fatalement ou bien se débarrasser naturellement de ses végétations dangereuses.

Dans le premier cas, les fausses membranes envahissent la glotte, cette ouverture, cette fente, cette entrée si étroite des voies respiratoires; elles pénètrent dans le larynx : la voix alors se voile, devient croupale ; tout espoir de guérison est perdu, la vie n'est plus qu'une question de quelques heures.

Dans le second cas, fort rare, voici ce qui se passe : l'existence de chaque végétation est au plus de vingt-quatre heures et sa chute prochaine est annoncée par une sorte de bourrelet rouge-foncé qui l'entoure. Une humeur sero-sanguinolente, d'une odeur très-fétide, suinte imperceptiblement entre elle et la membrane muqueuse, la ramollit, la décolle et la réduit en lambeaux, qui sont expulsés par les secousses de la toux ou par les efforts des vomissements lorsque, détachés, ils rampent et viennent chatouiller la glotte, l'épiglotte ou la luette.

Mais tout n'est pas fini.

Presque toujours de nouveaux champignons pullulent à la place de ceux qui viennent d'être détruits : ils vont subir les mêmes évolutions pour être détruits aussi et être remplacés à leur tour. C'est ainsi qu'il est très-ordinaire d'observer trois à quatre éruptions successives dans l'espace de huit à dix jours.

En pullulant ainsi coup sur coup, les couennes semblent épuiser leur force de vitalité, et il est facile de constater que chaque nouvelle couenne est de moins en moins épaisse jusqu'à fin complète de reproduction.

Le développement des fausses membranes dans les fosses nasales n'est pas rare ; leur présence est signalée par un liquide jaunâtre d'une fétidité repoussante qui s'écoule par l'ouverture des narines.

L'Angine couenneuse limitée à ses propres domaines anatomiques n'est, en général, mortelle que par sa propagation si facile, si rapide et si fréquente aux voies respiratoires : c'est la complication croupale qui fait tout son danger.

Quelquefois les fausses membranes, par une extension qui se généralise, compliquent l'Angine primitive et leur éruption se manifeste sur différentes régions du corps. Le plus souvent elles germent aux ailes du nez, au pourtour de l'anus, sur les mamelons, sur la surface des vésicatoires ; on en a vu pulluler sur une grande partie du dos.

Ces végétations, que l'on peut appeler *externes*, sont en tout semblables à celles de la gorge.

La vraie fausse membrane, cette concrétion morbide dont le caractère essentiel est la tendance à s'étendre indéfiniment, établit une différence bien marquée entre l'Angine couenneuse et les autres espèces d'Angines. Ces dernières sont caractérisées par une inflammation simple ou compliquée d'une sorte d'enduit morbide circonscrit et sans la moindre tendance à s'étendre. De plus, les ganglions sous-maxillaires n'acquièrent un développement considérable que dans l'Angine couenneuse.

Quelle est la durée de cette affection :

Elle est variable : son traitement par les moyens employés jusqu'ici, lorsqu'il est favorable, est de dix à quinze jours environ ; mais la mort est souvent victorieuse en trois, quatre à cinq jours, quelquefois en plusieurs heures seulement. Que de malades se sont couchés le soir, se croyant simplement indisposés d'un léger mal de gorge, qui seuls, privés de secours, sont morts dans la nuit !

Aujourd'hui, au nom de mon expérience, j'ose affirmer que l'Angine couenneuse soumise au traitement que je vais recommander est guérie en vingt-quatre heures au plus; mais le plus souvent en six, huit, douze heures, comme je l'ai constaté maintes fois.

Le malade qui vient d'être délivré d'un si grand péril se trouve pendant quelque temps sous la menace d'une maladie nouvelle, généralement sans gravité, mais pénible et ordinairement de longue durée : je veux parler de la paralysie musculaire consécutive à l'Angine couenneuse, paralysie encore assez fréquente.

Quinze jours, trois semaines après l'entrée en convalescence, certains malades se plaignent d'affaiblissements, soit dans les membres inférieurs, soit dans les membres supérieurs; quelquefois le malaise s'arrête là et alors ils peuvent se traîner et vaquer, quoique péniblement, à leurs affaires : cet état diminue insensiblement et, après trois semaines, un, deux, trois mois, ils recouvrent la santé normale.

D'autres sont frappés de faiblesse dans la vue et ils ne

peuvent lire ; ils écrivent plus ou moins incorrectement, guidés surtout par le secours de l'habitude.

Mais ces cas sont l'exception : presque toujours le mal fait des progrès et la paralysie se confirme, la plupart du temps partielle ; cependant on a vu des cas malheureux de paralysie générale.

Je connais un de nos honorables confrères, médecin d'une station importante d'eaux, qui, pendant un séjour de saison, fut, à la suite d'une Angine couenneuse des plus intenses, frappé d'une paralysie générale : la paraplégie débuta et fut bientôt suivie de la paralysie des membres supérieurs ; puis l'amaurose et la paralysie du voile du palais vinrent mettre le comble à cet état si désolant dont la guérison fut cependant consolidée au bout de trois mois.

D'après les observations recueillies, la paraplégie s'est montrée plus souvent que les autres paralysies ; puis viennent par ordre de fréquence :

Celle du voile du palais.

Celle des membres supérieurs.

Celle des muscles du col.

Celle du pharynx.

Enfin :

Celles du rectum, de la vessie et toutes leurs tristes conséquences.

L'état général de ces convalescents, futurs paralytiques, est très caractéristique : ils sont pâles, languissants, sans énergie ; ils réclament sans cesse le repos ; quelques-uns ont les pieds infiltrés.

Ces paralysies sont toujours de longue durée : de quelques mois à un an et quelquefois plus ; mais généralement après ce temps les malades recouvrent la santé complète.

Le traitement à opposer à ces affections est bien simple :

Préparations ferrugineuses.

Frictions sèches ou avec l'eau-de-vie camphrée sur tout le corps.

Nourriture et conditions hygiéniques aussi bonnes que possible.

Je fais ici une remarque sur laquelle j'insiste tout particulièrement : c'est que dans les nombreuses Angines couenneuses que j'ai soignées, je ne compte pas un seul cas de paralysie consécutive, pas un seul.

Quelle en est la raison ? je suis très-porté à croire que cet heureux résultat est dû tout simplement à la courte durée de l'Angine couenneuse, guérie en vingt-quatre heures, *au plus.*

Ainsi que nous venons de le voir, les malades qui ont subi cette affection pendant huit, dix, quinze jours, ont les symptômes de l'anémie à un haut degré et les préparations ferrugineuses sont les meilleurs remèdes à opposer à leurs paralysies.

Les éruptions multiples des fausses membranes semblent avoir porté une atteinte sérieuse dans l'économie par l'appauvrissement rapide du sang ; mes Angines, jugulées pour ainsi dire à leur début, n'ont pas eu le temps de produire cette altération du sang et ses conséquences : telle est ma conviction.

Les observations que j'ai pu recueillir en dehors de ma

clientèle me prouvent que la fréquence et la durée de ces paralysies consécutives sont en raison directe de la gravité et de la prolongation de l'Angine primitive.

Entre autres, j'ai connu un malade atteint, par contagion, d'une Angine couenneuse extrêmement grave. Par suite de circonstances tout à fait exceptionnelles, il subit successivement, et coup sur coup, les traitements variés et entièrement opposés de six médecins pris tantôt dans le camp de l'allopathie, tantôt dans le camp de l'homœopathie. Après trois semaines d'alarmes sans nombre, il obtint enfin la guérison, mais sans être au bout de ses épreuves.

Une paralysie consécutive et presque générale vint l'anéantir dans ses quatre membres, frapper le voile du palais, le pharynx et l'œsophage.

Ce ne fut qu'après de longs mois des soins les plus minutieux, des inquiétudes les plus poignantes, que ce malade fut rendu à l'usage de ses membres, à la santé complète.

Maintenant, passons en revue les principales médications employées jusqu'à ce jour contre l'Angine couenneuse.

Une maladie aussi grave ne pouvait pas manquer d'exciter contre elle le zèle de tous les médecins. Aussi la liste des moyens préconisés est-elle longue. Je me propose de ne citer que les principaux.

Les émissions sanguines, si fréquemment en usage aux temps passés contre toutes les inflammations, n'ont pas été mises en oubli. Beaucoup de médecins y ont eu recours, soit par la saignée du bras, soit par l'application des sangsues aux angles de la mâchoire. Ils n'ont pas obtenu les bons résultats qu'ils en espéraient, grand nombre de leurs malades ont promptement succombé. Aujourd'hui cette pratique est à peu près abandonnée.

La plupart des médecins conseillent l'emploi des sinapismes, en recommandant de les promener de place en place le long des membres intérieurs, d'une manière un peu continue, pendant quelques heures. Leur but est d'opérer une révulsion aux dépens des parties tuméfiées de la gorge ; mais l'action de ces topiques est bien loin de répondre à l'urgence et à la gravité du mal.

Les vomitifs ont été en tous temps employés avec confiance. Le tartre stibié et l'ipécacuanha sont administrés à dose vomitive, et variable suivant les âges, dans l'intention de favoriser l'expulsion des fausses membranes par les secousses de vomissements qu'ils déterminent.

On a fait prendre le tartre stibié à haute dose, comme contre-stimulant, à 0,30, 0,40, 0,50, 0,60 centigrammes, 1 gramme dans un julep gommeux, pour combattre l'inflammation de la gorge et éteindre l'éruption pseudo-membraneuse.

Se fondant sur la propriété qu'ont les alcalins de dissoudre les lambeaux de fausses membranes, quelques praticiens ont ordonné à leurs malades des potions au bicarbonate de soude, au sous-carbonate d'ammoniaque ; mais autre chose est de faire macérer des champignons dans un liquide alcalin, et d'en obtenir ainsi la dissolution, ou de les combattre indirectement pendant leur vie par des potions de même composition. Les succès n'ont pas répondu aux espérances, et cette médication est presque délaissée.

Il était tout naturel d'avoir recours aux mercuriaux parfois si utiles dans les phlegmasies aiguës. Les préparations mercurielles les plus recommandées sont :

A l'intérieur, le calomel.

A l'extérieur, l'onguent napolitain.

Le calomel mélangé à la poudre de sucre a été employé souvent à doses minimes et fractionnées. Ce médicament a été conseillé dans le but de provoquer une salivation plus ou moins abondante ; on espérait par là diminuer l'inflammation de la gorge et favoriser le décollement des fausses membranes.

Dans le même but, on a employé l'onguent napolitain mélangé avec parties égales d'axonge en frictions de chaque côté du col, aux angles et à la base de la mâchoire.

Des médecins se louent de cette médication ; ils en ont obtenu des résultats très-satisfaisants.

D'autres la redoutent comme ayant occasionné une salivation excessive, un gonflement énorme de toute la cavité buccale et des ulcérations couenneuses. Je me range à l'opinion de ces derniers.

Dans le doute du résultat, il est plus prudent sinon de renoncer aux mercuriaux, au moins de les employer avec une grande réserve.

Ces diverses médications, le plus souvent mises en usage, sont employées seules, combinées plusieurs ensemble ou toutes à la fois.

On n'a pas tardé à reconnaître leur impuissance. On a compris qu'il importait surtout d'agir au plus tôt et directement sur le mal même, *loco dolenti*; qu'il fallait à tout prix l'arrêter dans sa marche redoutable vers l'entrée des voies respiratoires.

De là cette série de topiques :

Poudres;

Gargarismes;

Collutoires de compositions diverses;

Et enfin la cautérisation.

Les poudres le plus ordinairement employées sont :

Le calomel;

L'alun;

Le chlorate de potasse;

Et la fleur de soufre lavé dont on saupoudre par insufflation toutes les parties malades de la gorge.

Pour pratiquer cette opération, voici comment procède le médecin :

Sa main gauche, armée d'une large spatule ou d'un manche de cuiller à soupe, abaisse complétement la langue; sa main droite introduit profondément dans la bouche un tube de verre gros comme une grosse plume d'oie, long de 15 centimètres, bien sec, et chargé préalablement d'une dose de poudre.

En soufflant fortement dans ce tube au moment même de l'inspiration du malade, il lance toute la charge pulvérulente dans la gorge. Par séance, il recommence deux, trois, quatre insufflations de suite, suivant la nécessité.

Cette opération, bien simple en elle-même, est parfois très-difficile chez les enfants rebelles, et exige habitude et promptitude. Chez ces derniers, il est prudent de placer entre les dents de côté un solide bouchon traversé d'un fil, afin d'éviter les dangers de la brisure du tube.

On peut, avec avantage, remplacer ce tube par un petit appareil analogue au soufflet insecticide. A peine son tuyau est-il introduit dans la bouche, qu'il est déjà déchargé. La poudre est lancée avec force et répandue sur toutes les parties malades *accessibles*.

Une décharge complète de l'appareil suffit pour chaque séance. On n'est pas obligé de recharger et de décharger plusieurs fois de suite un tube de verre. C'est un gain de temps, sans crainte de brisure de verre, et puis les rapports de gorge à bouche entre le malade et son médecin sont évités, condition qui n'est pas à dédaigner pour ce dernier au point de vue de la contagion.

Le Calomel est le topique pulvérulent auquel on a le plus souvent recours. On ne l'emploie pas seul, parce que la dose en serait trop élevée et aurait ses inconvénients. On le mélange ordinairement avec la poudre de sucre :

1 gramme sur 20 à 30 grammes,

A même ce mélange on charge le tube ou l'appareil par grosses pincées.

Le professeur Trousseau a recommandé l'insufflation de la poudre d'alun à la dose de 4 grammes répétée cinq à six fois dans la journée. Il a déclaré avoir ainsi guéri des Angines couenneuses fort graves en deux ou trois jours.

Le chlorate de potasse a eu son temps de vogue. Plusieurs praticiens célèbres en France, en Suisse, en Angleterre, ont rapporté les succès qu'ils ont obtenus par l'emploi de ce sel dans les inflammations bucco-pharyngiennes; ils l'ont surtout administré par insufflation et l'ont vanté comme l'un des plus utiles dans l'Angine couenneuse.

Je pense qu'ils ont eu raison; mais, quoiqu'il en soit, si je n'avais eu, dans beaucoup de cas que ce moyen à ma disposition, il eût été insuffisant, comme on l'a vu plus haut.

Dans ces derniers temps, on a préconisé la fleur de soufre lavé comme favorisant le décollement des champignons; plusieurs médecins la recommandent beaucoup.

Le borate de soude et deux des poudres précédentes, l'alun et le chlorate de potasse, sont fréquemment employés sous forme de gargarismes, de collutoires édulcorés avec du miel rosat, du sirop de mûres. Mais tous ces médicaments opposent une action bien faible à la maladie qu'ils ont à détruire et ils ne doivent être considérés que comme de simples adjuvants.

En présence d'une affection aussi promptement mortelle, le médecin doit tout faire pour détacher et enlever au plus tôt les fausses membranes: la cautérisation est le moyen qui jusqu'à ce jour a compté le moins d'insuccès.

C'est le célèbre praticien de Tours, le docteur Bretonneau, qui a l'honneur de l'avoir mise en pratique.

Les caustiques ordinairement employés sont:

L'acide chlorhydrique;

Le nitrate d'argent cristallisé;

La pierre infernale.

On mélange l'acide chlorhydrique avec trois à quatre parties de miel.

On fait dissoudre une partie de nitrate d'argent cristallisé dans cinq, six, huit parties d'eau distillée.

On fabrique un épais pinceau de charpie molle que l'on attache solidement à une baleine; on le trempe dans l'une de ces préparations et, après l'avoir fait égoutter suffisamment, la langue étant abaissée comme pour les insufflations, on badigeonne rapidement tous les champignons *accessibles*.

Cette opération, qui peut être renouvelée deux fois en vingt-quatre heures, détache toujours plusieurs lambeaux que l'on trouve sur le pinceau ou qui sont rejetés par les efforts de la toux.

La déglutition, la respiration, sont améliorées, mais malheureusement les champignons détruits sont presque toujours remplacés par de nouveaux au bout de cinq, six, sept, huit heures, et il faut renouveler à plusieurs reprises une opération toujours fatigante et douloureuse pour les malades, quelquefois difficile pour le médecin.

Cette médication a certainement assuré de nombreuses guérisons, mais hélas! combien de malades cautérisés ont succombé! Malgré les cautérisations répétées quel eût été le sort de M. Dinspel, dont j'ai parlé au commencement?

En 1855, j'eus à soigner un jeune enfant de 7 ans, atteint d'une Angine couenneuse extrêmement grave; l'affection profonde que je lui portais ne me permit pas d'assumer sur moi seul toute la responsabilité d'une existence aussi chère. Je priai donc M. le docteur Clerc, médecin de la famille, avant que je n'en sois membre, de vouloir bien venir m'éclairer de son expérience et m'aider de son bon concours. Il trouva à son tour le cas si dangereux, qu'il me proposa d'appeler en consultation M. le professeur Henri Roger.

La cautérisation au nitrate d'argent cristallisé fut ordonnée ; je dus la pratiquer deux fois par vingt-quatre heures. Je n'oublierai jamais toutes les souffrances de ce pauvre petit malade, toutes les angoisses de sa famille désolée. Après quatre jours de cette pénible pratique, la maladie en était toujours au même point de gravité ; les couennes se renouvelaient, pullulaient à vue d'œil; leurs lambeaux qui avaient été enlevés par la dernière opération étaient remplacés par de nouvelles couennes, huit, dix, douze heures après ; c'était toujours à recommencer, et les forces du malheureux enfant diminuant sensiblement faisaient appréhender une fatale terminaison.

J'abandonnai donc ces cautérisations pour les remplacer par la Bière Joubarbée. Après le cinquième ou le sixième verre, un abondant vomissement entraîna dans la cuvette plusieurs lambeaux de fausses membranes. Enfin, douze heures après le début de ce nouveau traitement, la gorge était entièrement nettoyée et la convalescence était complétement confirmée.

La cautérisation avec la pierre infernale est dangereuse : le crayon peut se détacher de la pince qui le serre ou bien il peut se rompre et tomber dans l'œsophage, pénétrer dans l'estomac et occasionner les accidents les plus désastreux, une mort cruelle. De pareils faits ont eu lieu, et dans ce cas le remède est mille fois pire que le mal ; il est donc prudent de renoncer à ce mode de cautérisation.

Avant d'aller plus loin, deux mots sur le jus de citron : quelques médecins touchent plusieurs fois par jour les fausses membranes avec une petite éponge trempée dans du jus de citron ; convenable dans les cas peu compliqués, il serait très-insuffisant là où les caustiques énergiques restent impuissants eux-mêmes.

Telles sont les principales médications dirigées le plus ordinairement contre l'Angine couenneuse, médications dont, trop souvent, j'ai eu la douleur de constater la nullité. Etudions maintenant le traitement que je leur substitue.

DU TRAITEMENT DE L'ANGINE COUENNEUSE

PAR LA BIÈRE JOUBARBÉE.

—

Dès que la maladie est confirmée, je commence par faire boire un litre de mon breuvage par petits verres à bordeaux toutes les quinze, trente, quarante-cinq minutes, toutes les heures, suivant les cas plus ou moins urgents, c'est-à-dire suivant l'abondance plus ou moins menaçante des fausses membranes.

Je recommande d'avaler chaque gorgée *très-lentement*, après l'avoir *retenue* quelques secondes, afin de baigner, de tremper, d'imprégner le plus possible toutes les parties saines et malades de la gorge.

Ordinairement les deux premiers verres sont avalés avec assez de difficulté, mais le troisième et le quatrième, qui déterminent un premier vomissement, dégagent la voie encombrée et le restant du litre passe, pour me servir de l'expression des malades, comme une lettre à la poste.

Avant d'aller plus loin, nous allons étudier le mode de préparation du *remède* que j'emploie et ses caractères.

Autrefois, au début de mes expériences, je préférais la plante fraîche, lorsque la saison le permettait ; j'en espérais de meilleurs résultats. Mais la nécessité de soigner des Angineux à toutes les époques de l'année m'a obligé d'avoir recours à la plante desséchée et j'en ai obtenu des résultats aussi prompts et aussi satisfaisants. J'ai donc adopté uniquement l'emploi de cette dernière, qu'il est facile d'avoir toujours à sa disposition.

Dans un bassin de cuivre on verse deux litres de Bière auxquels on ajoute soixante-quatre grammes de Sedum acre desséché. Il faut faire bouillir le tout à petit feu et lentement jusqu'à réduction de moitié. Cette décoction est trouble, aussi il ne faut pas négliger de la filtrer, ce qui n'exige pas moins d'une demi-heure. L'opération entière dure environ deux heures.

On obtient ainsi un liquide de couleur jaune brunâtre, ayant l'odeur très-prononcée de bière aigre, la saveur amère et sucrée du houblon et du miel, bientôt suivie d'une impression d'âcreté piquante qui reste longtemps dans la gorge et n'a rien d'agréable.

Quelle est l'action thérapeutique de la Bière joubarbée prise en boisson?

Elle est multiple et se résume en six effets.

1° La Bière joubarbée en passant sur les fausses membranes les baigne, pénètre peu à peu leurs masses, s'infiltre sans efforts entre elles et la membrane muqueuse, ébranle leurs adhérences, les décolle : détachées entièrement, elles n'attendent plus que leur expulsion prochaine par le vomissement qui les menace.

Ce mode d'action est tout à fait analogue à celui du liquide sero-sanguinolent qui suinte entre les fausses membranes et la membrane muqueuse et qui, parfois, comme nous l'avons vu précédemment, les ramollit, les décolle et les réduit en lambeaux.

2° La Bière joubarbée déterge les points de muqueuse ainsi dénudés et les modifie de telle sorte qu'un nouveau champignon ne pullule pas à la place de celui qui vient d'être détruit.

3° La Bière joubarbée modifie également tous les points de la surface muqueuse non encore attaqués de manière à tarir la source de l'exsudation, de la sueur du liquide plastique ; elle agit comme un astringent dont l'action est d'arrêter les sécrétions. Les couennes étant expulsées et leur source étant ainsi tarie, l'Angine est jugulée ; et cela dans l'espace de six, douze, dix-huit à vingt-quatre heures au plus.

4° La Bière joubarbée réduit la tuméfaction des parties enflammées de la gorge et diminue leur congestion. Elle manifeste ainsi sa propriété astringente ; c'est un fait facile à constater.

J'ai déjà dit que le suc de Sedum acre est émetico-drastique : cette double propriété doit se retrouver dans la préparation médicamenteuse, aussi.

5° La bière joubarbée occasionne des vomissements qui entraînent dans leur passage des lambeaux, des débris de fausses membranes que l'on voit flotter dans le liquide de la cuvette.

Ces morceaux varient beaucoup sous le rapport de la forme, de la dimension, de la consistance, du nombre, de la couleur.

Ils sont carrés, arrondis, allongés, en anneau, tubulaires, irréguliers.

De 1 à 3 centimètres de surface, de 1 à 3 millimètres d'épaisseur.

Plus ou moins mous, plus ou moins résistants, plus ou moins élastiques.

On en compte 20, 30, 40, 60 plus ou moins.

De couleur blanc jaunâtre, quelquefois brunâtre.

Si on les soumet à l'action de l'acide nitrique affaibli, ils deviennent durs et crispés. Ils sont dissous dans l'ammoniaque liquide et dans les solutions alcalines.

Si on les réduit en cendres, ils fournissent du carbonate de soude et du sulfate de chaux.

Quoi qu'il en soit, après un changement aussi complet que rapide, les malades ressentent une sensation de bien-être indicible ; ils avalent à longs traits, ils respirent librement : c'est qu'ils se sentent guéris et ils le sont en effet.

La propriété drastique a également son influence, mais elle est variable, ainsi.

6° La bière joubarbée *cause par exception* de vives douleurs, des crampes, des coliques très-violentes accompagnées d'évacuations alvines abondantes.

Le plus ordinairement ces douleurs sont modérées.

Quelquefois, mais rarement, l'effet est nul du côté des intestins.

Dans le premier cas, heureusement exceptionnel, j'ordonne une décoction blanche de Sydenham de 250 grammes additionnés de 5 grammes de sous-nitrate de bismuth, à prendre par petits verres plus ou moins rapprochés : et le calme ne tarde pas à se produire.

Lorsque les douleurs sont modérées, elles se dissipent assez promptement d'elle-mêmes.

Presque toujours un premier litre suffit pour nettoyer complétement la gorge, mais l'expérience m'a appris que s'il n'est pas nécessaire, il est au moins très-prudent de faire boire aux malades, quoique en pleine convalescence, un deuxième litre afin de mettre obstacle à toute possibilité de rechute.

Pendant que mes malades sont soumis à l'usage de la Bière joubarbée, je leur défends tout autre boisson, toute tisane, *autant que possible* : elles seraient non-seulement inutiles, mais nuisibles.

Inutiles, en ne tarissant pas l'exsudation plastique.

Nuisibles, en lavant toutes les parties imprégnées de bière.

Sous ce double rapport elles seraient favorables à la production de nouvelles végétations.

Aux premiers temps de ce nouveau traitement, je faisais précéder la déglutition de chaque petit verre par quatre à cinq gorgées de cette même bière en gargarismes.

Depuis longtemps j'ai renoncé à ce dernier mode d'emploi. Bien des malades se gargarisant difficilement, c'est pour tous une corvée, un ennui. J'ai observé que cet exercice n'abrégeait nullement la durée de la maladie et qu'il avait pour résultat fâcheux d'ajouter une fatigue, un malaise aux souffrances du pauvre patient. En effet, la gorgée du gargarisme n'agit pas toujours là où est le mal, empêchée qu'elle en est par la contraction des muscles qui fonctionnent dans ce mécanisme physiologique; n'est-il pas de toute évidence qu'elle ne peut arriver dans l'arrière gorge, retenue qu'elle est, comme par une barrière infranchissable, à l'isthme du gosier, et alors tous les champignons de l'arrière-gorge restent à sec.

Devant ces considérations, j'ai rayé le gargarisme de mon traitement qui consiste, dans toute sa simplicité, à boire un premier litre de Bière Joubarbée à titre de boisson curative et un deuxième litre à titre de boisson préservative de rechute.

Lorsqu'il s'agit de faire avaler ce breuvage peu agréable à des enfants indociles et sans raison, que faire? Toute difficulté disparaît devant cette manière d'agir bien facile: rendre l'enfant impuissant sans lui faire de mal, maintenir immobiles et ses mains et sa tête, lui pincer convenablement le nez et le forcer à ouvrir la bouche quand même pour respirer; dans cette situation l'introduction de plusieurs cuillerées coup sur coup est facile, et, malgré lui, il est obligé de les avaler.

Il va sans dire que l'on ne peut ingurgiter deux litres de Bière dans l'estomac d'un jeune enfant; le médecin jugera la quantité nécessaire.

On a vu pour quelles raisons je défends toute boisson, toute tisane pendant le traitement; mais, aussitôt que les champignons ont disparu, j'ordonne le bouillon de bœuf à discrétion et des potages au tapioca, au vermicelle, des soupes au pain. Il est très-important que la convalescence soit très-courte; il faut restaurer le malade au plus tôt en vue de la paralysie consécutive à éviter.

Pendant deux à trois jours, toute la gorge reste plus rouge qu'à l'état normal et les convalescents accusent une simple sensation d'ardeur : je leur conseille de boire plusieurs tasses de décoction d'orge miellée et coupée par moitié avec du lait.

Pour détruire, pour balayer les fausses membranes qui se développent dans les fosses nasales, je fais des injections de Bière joubarbée avec une seringue à hydrocèle; je les répète trois à quatre fois dans la journée. Une fois j'ai employé avec beaucoup d'avantage un irrigateur du Dr Eguisier : trois décharges de cet appareil ont suffi pour nettoyer complétement en douze heures les fosses nasales encombrées de champignons. Quant aux couennes qui se développent autour des ailes du nez, au pourtour de l'anus, qui pullulent sur la surface des vésicatoires, sur la peau, et que j'appelle *externes*, je recommande de les badigeonner largement avec un gros pinceau en blaireau trempé dans la Bière joubarbée, autant de fois que les conditions locales l'exigent.

Ce topique produit promptement sur ces divers points les mêmes modifications que sur la muqueuse bucco-pharyngienne.

Maintenant, à la suite de cet exposé de mon traitement, je vais relater quelques observations choisies parmi les plus importantes. Elles en seront comme un complément pratique.

1re Observation.

Mlle X..., rue de l'Odéon, 3, âgée de 22 ans, est d'un tempérament lymphathique.

Le 19 avril 1870, à huit heures du matin, elle étrangle et suffoque. Le gonflement des ganglions sous-maxillaires est énorme. Les parois de la bouche, le voile du palais, ses piliers, les tonsilles, la luette et toute l'arrière-gorge sont entièrement cachés par des fausses membranes. Leur abondance est au comble, la voix est nasonée, la parole inintelligible, le facies très-anxieux, le pouls marque 120 pulsations.

Les renseignements m'apprennent que, depuis deux jours seulement, Mlle X... était courbaturée, souffrait un peu de la gorge en avalant, et que le mal a augmenté subitement le 18 au soir.

Le péril était imminent, il n'y avait pas une minute à perdre : un litre de Bière joubarbée est ordonné.

Le premier verre est à grand'peine avalé à dix heures un quart. A onze heures vingt minutes, après le cinquième verre, avalé un peu plus facilement, survient un vomissement abondant, sans efforts pénibles, qui lance dans la cuvette des lambeaux de couennes sans nombre. A l'instant même, la déglutition est redevenue facile, la malade respire librement et le facies indique le retour à la santé.

Les parties enflammées ne sont plus tachées çà et là que des restants de fausses membranes encore adhérents. Je fais boire la Bière d'heure en heure seulement, et trois à quatre vomissements achèvent de les entraîner. A neuf heures du soir tout est terminé ; la convalescence est entièrement déclarée.

Il ne reste plus dans la gorge que la rougeur exagérée et la sensation d'ardeur, que je calme en faisant boire plusieurs tasses d'orge miellée et coupée avec du lait.

—

2e Observation.

Mme X..., rue Jacob, 14, âgée de 39 ans, d'un tempérament essentiellement lymphathique.

Le 24 avril 1872, elle éprouve un malaise général ; frissons légers, mal de tête, un peu de courbature, 90 pulsations, langue jaunâtre, bouche amère.

Une bouteille de limonade purgative à 64 grammes.

Pour boisson, orangeade, citronade.

Diète

Les trois jours suivants, un peu d'amélioration, mais toujours fatiguée.

Le 28, elle se plaint d'une légère souffrance en avalant la salive ; rougeur pointillée du pharynx.

Sinapismes aux membres inférieurs, infusion de fleur de violette.

Les 29, 30 et 1er mai, la déglutition devient douloureuse, le malaise général augmente. Complication d'un embarras gastrique ; 112 pulsations.

2 grammes de poudre d'ipéca et 1 centigramme de tartre stibié dans un verre d'eau chaude.

Vomissements pénibles, sans soulagement marqué.

Les 2, 3 et 4, rougeur générale des amygdales, du voile du palais et de l'arrière-gorge avec sensation très-prononcée d'étranglement.

Gargarismes au sulfate d'alumine et de potasse, sans résultat sensible, comme cela arrive souvent.

Nouveaux sinapismes aux membres inférieurs, nuit très-mauvaise, sans sommeil.

Le 5, gonflement de l'amygdale gauche. Les six jours suivants, augmentation progressive du malaise général et de la gène de la déglutition.

Enfin, le 12 au matin, des fausses membranes très-abondantes, développées pendant la nuit, tapissent les amygdales, le voile du palais, ses piliers et tout le pharynx. Ces parties sont entièrement blanches. La déglutition est très-pénible, la respiration gênée; la glotte est menacée; il y a urgence d'agir. Immédiatement je fais préparer un litre de Bière joubarbée.

Mme X... boit son premier verre à onze heures et demie du matin en le renouvelant toutes les heures. A une heure, premier vomissement avec cinq à six lambeaux de fausses membranes.

Vers cinq heures du soir et dans la soirée, deux autres vomissements avec une quarantaine environ de lambeaux blanc jaunâtre de 1 à 2 centimètres. A dix heures du soir, la gorge est entièrement nettoyée; aucun débris de fausses membranes n'y est resté adhérent.

Tout heureuse, la malade s'écrie qu'elle est guérie

Le bouillon est avalé avec la plus grande facilité; la respiration est libre, la voix claire, naturelle, et pour la première fois la nuit est excellente : sommeil réparateur. La convalescence est déclarée.

Dans l'exposé de mon traitement, j'ai fait observer que *malgré la convalescence confirmée*, il était prudent de faire boire un deuxième litre de Bière à titre de boisson préservative de rechute. Cette fois, par exception malheureuse, je l'avoue, j'ai eu le tort d'omettre cette précaution, et voilà que le 15 au soir, la voix redevient nasonée, la déglutition gênée, douloureuse.

Le 16 au matin, la malade déclare une sensation de forte suffocation. Il y avait rechute, nouvelle apparition de fausses membranes.

Un nouveau litre de Bière joubarbée est ordonné par verres de demi-heure en demi-heure. Les deux premiers sont avalés très-difficilement, le troisième et le quatrième sans fatigue.

Trois quarts d'heure après le premier verre, un vomissement accompagné de six à huit lambeaux. Voix plus naturelle, déglutition plus facile, respiration plus libre. A quatre heures, un dernier vomissement entraine une avalanche de nombreux lambeaux au milieu desquels on remarque un gros champignon, large et long comme la phalangette du pouce.

Aussitôt Mme X... avale avec la plus grande facilité, respire très-librement, ouvre la bouche dans toute son étendue. La voilà de nouveau et enfin guérie; mais pour conjurer toute rechute, elle n'hésite pas, sur ma recommandation, à boire un autre litre de bière.

3e Observation.

Mme X..., rue Jacob, 18, âgée de 31 ans, d'un tempérament bilieux.

Le 12 mai 1872, elle est prise de frissons, de malaise général, 90 pulsations.

Le 13, légère douleur en avalant la salive, rougeur pointillée du pharynx, langue très-blanche.

Un vomitif (2 grammes de poudre d'ipéca), orangeade, sinapismes aux membres inférieurs, produisent une amélioration très-sensible.

Il est convenu que je ne dois revoir la malade que sur son appel.

Le 14 et le 15, Mme X... se trouvant beaucoup mieux avait fait quelques sorties par un temps froid et pluvieux. Cette imprudence faillit lui coûter cher.

Le 17 au soir, je suis appelé de nouveau. Quel changement! à peine pouvait-elle parler, avaler, respirer. J'apprends que depuis le matin elle a craché plusieurs *morceaux de peaux jaunes*.

L'examen de la gorge me confirme une Angine couenneuse très-avancée.

Le pharynx, l'isthme du gosier, les tonsilles, le voile du palais sont cachés par des champignons sans nombre.

Heureusement j'avais à ma disposition un litre de Bière Joubarbée; j'en ordonnai un verre toutes les demi-heures. Elle avala le premier avec la plus grande difficulté à huit heures; à neuf heures et demie, après le troisième, vomissement accompagné de huit à dix lambeaux; déjà le soulagement est sensible : voix moins nasonée, déglutition moins pénible, respiration moins gênée.

Dans la nuit, trois autres vomissements entraînent avec eux de nombreux débris de couennes.

Le lendemain matin 18, à sept heures, la gorge est entièrement nettoyée, un bol de bouillon est avalé avec la plus grande facilité et voilà encore une malade en pleine convalescence après un traitement de onze heures.

—

4e observation.

M. X.. rue Dauphine, 43, âgé de 23 ans, d'un tempérament lymphatique.

Je le vois pour la première fois le 25 mai 1872.

Voix très-rauque, respiration gênée, déglutition très-pénible, 120 pulsations, gonflement énorme des ganglions sous-maxillaires, fausses membranes développées dans l'arrière-gorge, sur les amygdales, le voile du palais et ses piliers.

J'apprends qu'un simple mal de gorge a débuté le 22 au soir, et que le malaise a commencé à s'aggraver le 24 au soir seulement.

J'ordonne un litre de Bière Joubarbée, un petit verre toutes les demi-heures.

Le premier verre est avalé avec difficulté à 9 heures du matin ; cinq minutes après, un premier lambeau brunâtre est rendu par un effort d'expectoration.

Après le cinquième verre survient un vomissement sans efforts qui entraîne avec lui une cinquantaine de lambeaux blanchâtres.

A 11 heures et demie, la gorge inspectée ne présente plus que quelques points blancs disséminés.

La voix est redevenue à peu près claire, la respiration est libre, la déglutition est à peine gênée et le malade réclame du bouillon.

La nuit est excellente, et le lendemain matin 26, la convalescence est entièrement déclarée.

Rougeur exagérée, sensation d'ardeur dans la gorge, sont les seuls restes de la maladie ; pour les combattre, je conseille la tisane émolliente ordinaire.

Je me borne à ces quatre observations récentes prises au milieu d'un grand nombre d'autres : elles prouvent de la manière la plus évidente l'efficacité de la Bière Joubardée.

Il est absolument inutile d'en allonger indéfiniment la liste ; à quelques différences près, différences sans valeur sérieuse, toutes se ressemblent.

Fausses membranes un peu plus, un peu moins abondantes ;

Douleurs de la déglutition un peu plus, un peu moins intense ;

Gêne de la respiration un peu plus, un peu moins marquée ;

Pulsations du pouls un peu plus, un plus moins fréquentes ;

Etat général un peu plus, un peu moins grave.

Extinction des champignons dans un laps de temps variant de six à vingt quatre heures.

En résumé,

Le traitement de l'Angine couenneuse par la Bière Joubarbée, comparé aux autres médications employées jusqu'à ce jour, n'a aucun de leurs inconvénients.

En effet, la Bière joubarbée, boisson tonique, astringente, nourrissante, *n'a* pas les inconvénients des émissions sanguines, qui provoquent l'apparition des symptômes adynamiques, épuisent les forces du malade, conduisent à l'anémie, prolongent la durée de la convalescence et ainsi favorisent, en cas de guérison, le développement de la paralysie consécutive.

Elle n'a pas les inconvénients des sinapismes, qui occasionnent de vives douleurs, sans apporter la moindre modification à la formation et à la marche des fausses membranes.

Elle n'a pas les inconvénients du tartre stibié, qui, employé à petite dose, occasionne un grand malaise général, des vomissements fatigants, douloureux, entraînant avec eux seulement quelques rares lambeaux détachés naturellement ou à peine adhérents.

Du tartre stibié, qui, employé à haute dose, s'il diminue l'inflammation de la gorge, est débordé dans ses fonctions de contro-stimulant par la marche rapide des fausses membranes et ne peut ainsi empêcher la mort de frapper sa victime.

Elle n'a pas les inconvénients des boissons alcalines, qui, ne dissolvant nullement les champignons, mais diluant le sang, affaiblissent le malade; résultats qui doivent jouer un rôle fâcheux dans la manifestation de la paralysie consécutive.

Elle n'a pas les inconvénients des mercuriaux, qui, sous forme de calomel ou sous forme d'onguent napolitain, occasionnent souvent des salivations abondantes, plus ou moins durables, déterminant le gonflement des parties déjà enflammées et quelquefois des ulcérations couenneuses.

Elle n'a pas les inconvénients des insufflations « qui, « d'après M. Guersant, ont quelquefois celui d'exciter la « toux et de déterminer la sécheresse du gosier. »

De plus, il faut une limite dans leur emploi, sinon la nature des poudres insufflées exercerait une influence dont il faut tenir compte :

Le calomel à la façon des mercuriaux ;

L'alun à la façon des astringents sur l'estomac, etc.

Et puis, certaines gorges ont leur isthme très obstrué ; toutes les parties qui le composent se touchent entre elles, pour ainsi dire. Dans ce cas, quelle serait l'action d'une poudre insufflée qui, retenue au niveau des amygdales, ne pénétrerait nullement dans l'arrière-gorge ?

Elle n'a pas les inconvénients des gargarismes, des collutoires, qui, simples adjuvants, fatiguent plus ou moins les malades sans apporter une modification bien marquée dans la marche de la maladie.

Enfin Elle n'a pas les inconvénients de la cautérisation, qui est fatigante, douloureuse et n'empêche pas toujours l'Angine couenneuse de se terminer fatalement.

J'ai déjà dit que la Bière joubarbée, boisson assez désagréable, occasionne toujours des vomissements, mais ces vomissements, généralement sans efforts, ne fatiguent pas et donnent des résultats excellents ; j'ai dit qu'elle cause quelquefois des douleurs *vives* d'estomac, d'intestins, et que le plus ordinairement ces douleurs sont modérées ; mais Elle rachète bien ces faibles inconvénients par les avantages incomparables

De sécurité,
De promptitude,
Et d'agrément,
Qu'elle assure aux malades.

DE SÉCURITÉ :

Dans l'espace de dix-huit années, sur plus de cent cinquante Angines couenneuses, toutes très-graves et toutes traitées *uniquement* par la Bière Joubarbée, je n'ai pas à regretter un seul insuccès.

DE PROMPTITUDE :

Ces nombreux cas ont tous été radicalement guéris en six, huit, douze, quinze... vingt-quatre heures, *au plus.*

ET D'AGRÉMENT :

Tous ces malades qui ont subi un grand malaise, qui ont compris le danger de mort qui les menaçait, savent bien affirmer avec bonheur combien il est bon, combien il est agréable de se sentir renaître, de recouvrer la santé, en quelques heures.

Maintenant, j'ai bien le droit de proclamer la Bière Joubarbée médicament *spécialement curatif* de l'Angine couenneuse et de l'honorer de cet aphorisme du vieillard de Cos :

Tuto *cito* *et* *jucunde*
Sûrement promptement et agréablement.

Mon premier essai médical est terminé ; je me trouve largement récompensé de ce travail par le don que je fais à la thérapeutique d'un remède assez puissant pour anéantir dans sa marche foudroyante une maladie dont le nom seul jette l'effroi dans les familles quelle attaque.

Au moment de déposer la plume, la pensée d'expériences à faire me survient ; je dois la communiquer à mes chers confrères. Une décoction de Sedum acre dans la bière, le vin, le lait, ne serait-elle pas efficace dans le traitement du muguet ?

Paris, 31 juillet 1872.

Dr DUVAL.
20, rue Jacob.

Paris. — Typ. Walder, rue Bonaparte, 44.

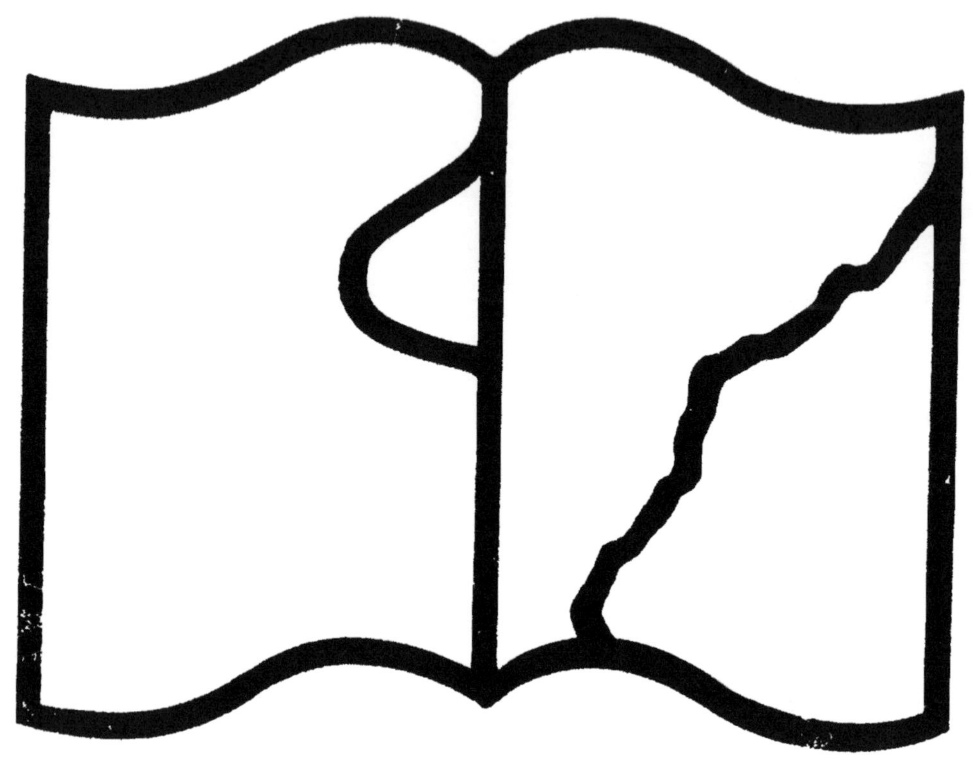

Texte détérioré — reliure défectueuse

NF Z 43-120-11

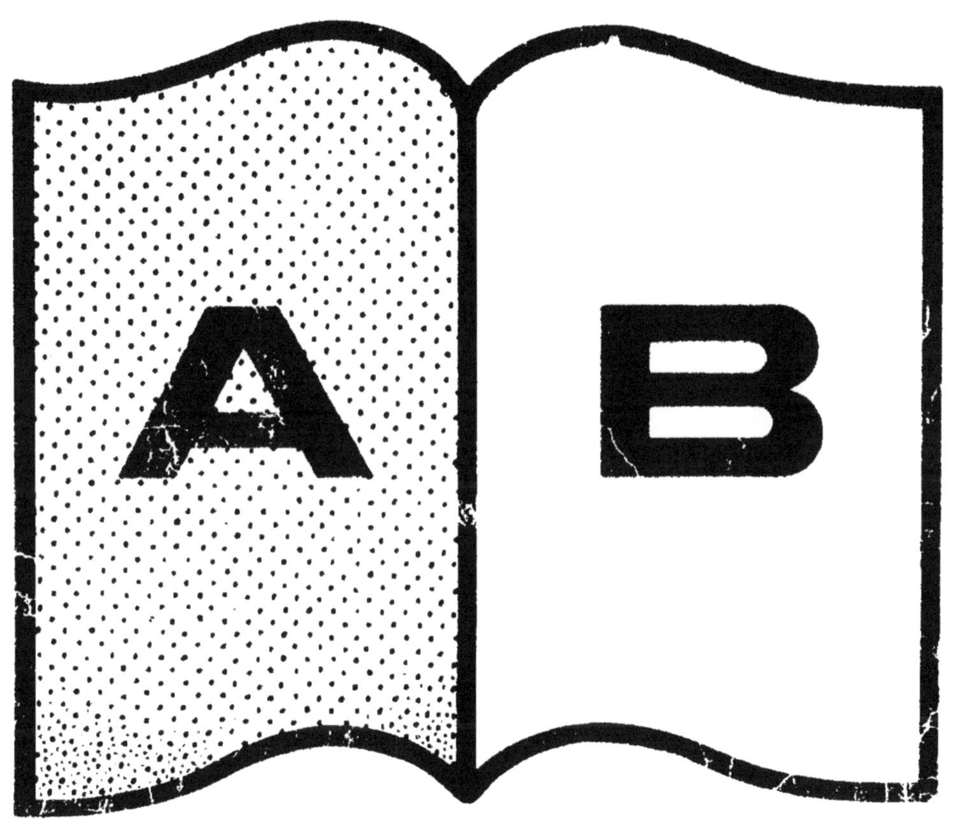

Contraste insuffisant

NF Z 43-120-14

www.ingramcontent.com/pod-product-compliance
Ingram Content Group UK Ltd.
Pitfield, Milton Keynes, MK11 3LW, UK
UKHW020434230726
13925UKWH00004B/1724